PODERES

CURATIVOS

Ale Coria

LAS PLANTAS Y SUS
PODERES
CURATIVOS

EL APORTE DE
LA NATURALEZA
PARA TRATAR
DOLENCIAS,
TRASTORNOS Y
ENFERMEDADES

PÁGINA 3

Ale Coria

Aprenda sobre los poderes curativos de las plantas. – 1a ed.
  Buenos Aires : Dos Tintas, 2009.

1. Medicina Alternativa. I. Título

Este libro es informativo. Ante cualquier duda consulte a su médico.

ÍNDICE

INTRODUCCIÓN

INTRODUCCIÓN

Desde hace varios miles de años el hombre descubrió que muchas de las hierbas y plantas que la naturaleza ponía a su disposición contaban con propiedades curativas para tratar dolencias, trastornos y enfermedades.

Esos conocimientos que las distintas civilizaciones fueron revelando y comprobando a lo largo de los años, se trasladaron de generación en generación y se fueron incorporando al consumo humano. Existen datos de la antigua China o de los sumerios, de unos 3000 años antes de Cristo, en los cuales ya se tenían nociones sobre estos poderes curativos de las plantas.

Claro que esto es apenas de lo que pudieron tomar nota los historiadores, pero es obvio que el consumo de hierbas y plantas por parte del hombre no sólo para alimentarse, sino para calmarse y curarse se remonta hasta el más añejo de los tiempos.

Este tratamiento de las enfermedades mediante plantas o derivados vegetales recibe el nombre de fitoterapia y en ella se fundamentan miles de medicamentos y se construyen diversas medicinas alternativas como la homeopatía que funcionan de manera más suave y paulatina, pero que buscan llegar al fondo del malestar.

Durante muchos años la sanación se basó, principalmente, en preparados hechos con plantas. Pero en los últimos siglos la investigación y el avance de la medicina llevaron a desarrollar medicamentos químicos que producen una curación más pronta eliminando el trastorno más rápidamente, pero dejando residuos en el organismo.

Eso es lo que ha llevado en las últimas décadas, fundamentalmente en Occidente, a hacer un revisionismo de aquellos conocimientos milenarios que se sustentaban en el empleo de elementos vegetales. Este interés se ha visto incrementado, también, por la búsqueda de técnicas, terapias y rutinas más saludables que se vienen difundiendo ampliamente en el camino hacia una vida más natural.

Pero, más allá de ello, la utilización de hierbas y plantas con propiedades curativas es algo que está presente en nuestras vidas mucho más de lo que pensamos. Cuando tomamos un té de tilo para descansar mejor, o una infusión de limón para calmar un malestar en el hígado o un té de manzanilla para mejorar la digestión, no estamos haciendo más que emplear plantas con fines terapéuticos.

El objetivo de esta obra es ingresar al mundo de las plantas curativas, aprender de quémanera se pueden incorporar y cuáles son los males que atacan.

C A P Í T U L O   1

CONSIDERACIONES BÁSICAS

CONSIDERACIONES BÁSICAS

Las plantas con propiedades curativas son muchas. Solamente para tener una idea, alcanza con repasar estos números:

- Alrededor de 10.000 plantas se emplean con fines terapéuticos.

- Más de la mitad de los remedios que emplea el hombre provienen de plantas.

- Se cree que todavía existen 25.000 plantas de las cuales no se han comprobado sus propiedades curativas.

Existen diversas formas de consumirlas, emplearlas y suministrarlas. Desde la preparación de un té hasta un baño de hierbas, las principales aplicaciones son:

TISANA

- Hervir agua.
- Agregar 1 ó 2 cucharaditas de té de hierbas secas o frescas por cada taza de agua y cubrir el recipiente.
- Hervir de 3 a 5 minutos.
- Retirar del fuego.
- Dejar unos minutos en reposo.
- Colar.
- Beber sin endulzar de 3 a 5 tazas diarias.

INFUSIÓN

- Agregar agua hirviendo sobre las hierbas secas o frescas a razón de 2 cucharaditas de té por cada taza de agua.
- Tapar y dejar reposar de 5 a 10 minutos.
- Beber el té sin endulzar de 3 a 5 tazas diarias.
- Este modo de preparación está indicado para las partes tiernas de la planta.
- Si hay troncos, raíces o semillas, todo debe ser picado finamente y dejarlos reposar 30 minutos.

MACERACIÓN

- Remojar 1 ó 2 cucharaditas de té de hierbas secas o frescas por cada taza de agua.
- Extender durante 12 a 18 horas este proceso.
- Conservar a temperatura ambiente.
- Calentar.
- Colar.
- Beber sin endulzar.

DECOCCIÓN

- En un recipiente de vidrio colocar agua fría y 1 ó 2 cucharaditas de té de hierbas, secas o frescas.
- Llevar a fuego lento y hervir 10 a 12 minutos.
- Dejar en reposo 15 minutos.
- Colar.
- Beber el té sin endulzar de 3 a 5 veces por día.

BAÑO DE HIERBAS

- Tienen efectos sedantes, estimulantes y refrescantes.
- Se recomienda hacerlos una vez por día.
- Se preparan haciendo un té por infusión o decocción con un puñado de hierbas y un litro de agua.
- Luego colar y mezclar con el agua con la que se dará el baño.
- También, se puede preparar una bolsita de tela fina, envolver en ella las hierbas y sumergirla en el agua del baño.

TINTURAS

- Esta forma de utilización de la hierba se emplea cuando se desea que los principios activos de las plantas actúen lo más rápido posible sobre los órganos afectados. Esto sucede mediante la absorción de esos principios a través de la mucosa de la boca.
- Para prepararlo, cubrir 50 gramos de la hierba indicada con medio litro de alcohol, dentro de un recipiente de vidrio transparente.
- Cerrar bien y colocar el frasco al sol durante una semana.
- Pasado ese tiempo, colar el contenido mediante un paño o colador de tela.
- Dejar un día en reposo.
- Pasar el líquido obtenido por un filtro de papel.
*Ingerir según las siguientes dosis:
-Niños o adolescentes - 10 gotas, 1 a 3 veces al día.
-Adultos - 20 gotas, 1 a 3 veces al día.

BUCHES Y GÁRGARAS

- Son recomendadas para las afecciones de la boca y la garganta.
- Para llevarlas a cabo, preparar un té por decocción con 1 ó 2 cucharadas de sopa de la hierba indicada por cada taza de agua.
- Dejar entibiar a temperatura ambiente.
- Con esa bebida hacer los buches o las gárgaras.

COMPRESAS

- Sirven para estimular los tejidos y los órganos a través de la piel.
- Se aplican en heridas y contusiones.
- Para hacer una compresa se debe preparar un té por infusión o decocción en una proporción de 1 a 2 cucharadas soperas por cada taza de agua (alrededor de 250 cm3).
- Humedecer en ese té un paño de algodón.
- Escurrir un poco y aplicar en la zona afectada 1 a 3 veces por día.

CATAPLASMAS

- Son semejantes a las compresas.
- Se diferencian porque en este caso se aplican las hierbas directamente sobre las partes afectadas.
- Se recomiendan en casos de difícil cicatrización y contusiones muy agudas.
- Las hierbas por emplearse, si son frescas, deben estar perfectamente limpias.
- Se puede amasar y envolver en una tela muy fina.
- Se aplican con suavidad directamente sobre la piel.
- Si las hierbas son secas se colocan en una bolsa de tela muy fina.
- Se remoja esa bolsa con hierbas en agua caliente.
- Luego se exprime la misma sobre el área afectada.
- Dejar actuar unos 30 minutos.

POMADAS

- Su acción es similar a las cataplasmas.
- Pueden dejarse más tiempo sobre la piel.
- Para prepararlas mezclar la hierba indicada (amasada o en su jugo) con una sustancia grasa que puede ser vaselina o algún aceite (coco o almendra).
- Otra opción es preparar la pomada cocinando 1 y 1/2 cucharada sopera de hierba con 200 gramos de vaselina durante menos de 5 minutos.

- Retirar y colar.
- Colocar en un frasco de vidrio y dejar enfriar.
- Aplicar sobre la zona afectada.

POLVOS MEDICINALES

- Las preparaciones de polvos medicinales a base de hierbas se pueden emplear de forma interna y externa.
- En ambos casos se sugieren para los mismos usos.
- Para uso interno:

Diluir el polvo de hierbas en un vaso de agua y beber 3 veces al día 30 minutos antes o después de las comidas.

- Para uso externo:

Mezclar el mismo polvo con aceite, vaselina o agua y aplicar sobre la herida o el área inflamada.

ÓLEO DE HIERBAS

- Esta es la solución para usar hierbas o plantas que no pueden usarse como pomadas o compresas.
- Tomar un puñado de hierbas frescas o secas.
- Colocarlas en un recipiente de vidrio oscuro.
- Cubrirlas con aceite de oliva.
- Cerrar el frasco herméticamente.
- Mantener unos 20 días a la luz solar.
- Filtrar.
- En el caso de haberse juntado agua, retirarla.

INHALACIONES

- Esta forma de emplear las plantas y hierbas curativas es ideal para las afecciones de las vías respiratorias.
- Las inhalaciones permiten aprovechar el vapor del agua con el aroma de las sustancias volátiles como el eucalipto o el romero.
- Para realizar esto se coloca la hierba recomendada en agua hirviendo en una proporción de 2 cucharadas soperas cada 500 cm3 de agua.
- Aspirar y espirar ese vapor durante 15 a 20 minutos.
- Si se coloca una toalla sobre la cabeza y los hombros, podremos "embolsar" mejor ese vapor y el tratamiento será más efectivo.

Las plantas medicinales pueden adquirirse en farmacias, dietéticas o herboristerías. Algunas de ellas, como el tilo, la manzanilla o el boldo, se adquieren más fácilmente en almacenes o supermercados.

Pueden emplearse frescas o secas sin temor a que pierdan sus propiedades, pero en cada caso, deben obtenerse de fuentes confiables y deben ser conservadas correctamente.

C A P Í T U L O   2

PLANTAS PARA LAS PRINCIPALES AFECCIONES

PLANTAS PARA LAS PRINCIPALES AFECCIONES

A continuación brindamos una serie de los principales malestares, dolencias o trastornos en los cuales se emplean a menudo plantas curativas. Estos son sólo algunos ejemplos. Recordamos que siempre se debe consultar a un médico, farmacéutico o especialista en herboristería sobre las dosis y formas de empleo de cada hierba o planta curativa.

MALESTARES HEPÁTICOS

En este caso las principales plantas recomendadas son: alcachofera, cardo mariano, achicoria, boldo, etcétera.

Aportan cinarina, flavonoides, ácido clorogénico, sales potásicas y magnésicas y vitamina A.

Se recomiendan para aliviar las congestiones e inflamaciones en el hígado, ictericia, secreción biliar, estreñimiento, intoxicaciones estomacales. También se administran en trastornos hepáticos y para depurar las vías digestivas y urinarias.

PROBLEMAS DIGESTIVOS

Básicamente se recomiendan las siguientes plantas: manzanilla, anís, hinojo, jengibre, genciana, clavo, cilantro, linaza, limoncillo, laurel, mejorana, nogal, avena, arroz.

Los problemas digestivos son uno de los trastornos en los cuales más recurrimos a hierbas y plantas curativas. Ellas contienen glucósidos, vitamina C y ácidos.

Se aplican contra los dolores fuertes de estómago, en cuadros de gastritis crónica, colitis e incluso para aliviar los malestares producidos por las úlceras de estómago. Son recomendadas para procesos digestivos lentos y hasta en casos de parásitos intestinales.

El anís, por ejemplo, es diurético y carminativo. Y el jengibre es bueno para evitar los mareos en los viajes.

AFECCIONES RESPIRATORIAS

En este rubro se destacan, especialmente, estas hierbas: saúco, eucalipto, tomillo, gordolobo, malvavisco y llantén menor, entre otras.

Sus principales cualidades son: el aporte de aceite esencial, flavonoides y taninos.

Producen sudoración en cuadros de resfrío y fiebre. Impiden la irritación en los bronquios, y actúan en los pulmones y la garganta. Son recomendados en casos de bronquitis crónica, catarros severos, asma, tos y resfríos. También en todos los procesos alérgicos que alteran la respiración como amigdalitis, gripe, bronquitis, faringitis.

Además, el tomillo es expectorante y favorece la recuperación en situaciones de cansancio y depresión.

ALTERACIONES EN EL SUEÑO Y CUADROS DE NERVIOSISMO

Las plantas indicadas en estos casos pueden ser: lúpulo, pasiflora, valeriana, verbena, hipérico o espino albar.

Entre sus principales propiedades curativas podemos mencionar: contienen un aceite esencial, taninos, resinas, alcaloides, pasiflorina, harmol y derivados flavónicos.

Actúan con mucha eficacia sobre cuadros de nerviosismo, insomnio y migrañas.

Disminuyen la sensación de ansiedad y normalizan el sueño. Tienen efectos sedantes y se emplean para tratar el insominio, la neurosis, la angustia, la ansiedad, los desórdenes cardíacos y el estrés. Favorecen la recuperación en casos de depresión.

PLANTAS TÓNICAS PARA EL CANSANCIO

Entre las más efectivas y conocidas se pueden mencionar: ginseng, eleuterococo, guaraná, kola y fenogreco.

Este grupo de plantas y hierbas aportan al organismo que se presenta decaído y exhausto ginsenósidos, aceite esencial, fitosteroles, fitoestrógenos, sales minerales y vitamina B, entre otros. Son estimulantes en estados de debilidad general, y ayudan a superar el agotamiento nervioso y la ansiedad. Mejoran el estado físico e intelectual. Son vigorizantes contra el estrés, la fatiga y las convalecencias de largas enfermedades. Algunas de estas plantas, como la guaraná o la kola, contienen cafeína y taninos esenciales para aumentar la capacidad de resistencia y aumentar la capacidad física e intelectual.

Aun sin estar cansados o decaídos, se recomiendan en estudiantes y trabajadores.

PARA MEJORAR LA CIRCULACIÓN

En este grupo se encuentran plantas como: ajo, ginkgo, arándano, castaño de las Indias o meliloto.

Se emplean para estimular la circulación, hacer más eficaz la irrigación de los tejidos orgánicos, combatir las alteraciones cardíacas y normalizar la tensión arterial. Evitan calambres y ayudan en cuadros circulatorios como várices, hemorroides, flevitis y trombosis. El arándano es muy bueno para descansar la vista luego de un día de trabajo.

Por otro lado, además de los beneficios circulatorios son útiles para personas adultas con pérdidas de memoria, ansiedad, depresión y confusión mental.

Aportan aceite aliáceo, flavonoides, azúcares, ácidos orgánicos, sales minerales, aceite esencial, vitamina C y taninos.

CÓLICOS

Las plantas indicadas en estos casos son: aguacate, ajenjo, algodón, manzanilla, naranjo o palo de cruz entre otras.

Sus propiedades más destacadas ayudan en casos de cólicos fuertes, dolores intestinales, retortijones o puntadas en el abdomen. Relajan los músculos del vientre. También son útiles en las mujeres en el período de menstruación.

Contienen y aportan aceite esencial y vitaminas.

ESTREÑIMIENTO Y DOLORES INTESTINALES

Entre un amplio espectro de paltas y hierbas para estos casos se recomiendan: altamisa, cebolla, llantén, olivo o sen.

Las mismas aportan sustancias activas que la industria farmacológica extrae para elaborar medicamentos para el estreñimiento.

Sirven en cuadros de estreñimientos agudos. Deben consumirse con habitualidad en pacientes con problemas crónicos.

GRIPES

Al igual que todas las afecciones de orden respiratorio, ante estados gripales se suelen ingerir muchas veces plantas curativas en alguna forma. Las más recomendables son: acedera, borraja, caña de azúcar, cerezo, lulo o mango.

Aportan ácidos orgánicos que son de gran utilidad en casos de estados gripales leves y fuertes; fiebre, tos y catarro.

INFLAMACIONES Y DOLORES MUSCULARES

Para procesos antiinflamatorios y calmantes, se pueden recomendar las siguientes plantas y hierbas: árnica, arrayán, caléndula, chuchuhuasa, canelón, cola de caballo, diente de león, guayabo, llantén, papa, té, tomate, zanahoria o zarzamora.

Sus propiedades se aplican para aliviar golpes, calmar dolores de muelas, disminuir la irritación en la piel, calmar zonas irritadas, cicatrizar lastimaduras, etcétera.

Algunas de estas plantas, además, tienen efectos antiinflamatorios en órganos como los riñones, las vías urinarias, el hígado o el estómago.

CAPÍTULO 3

TODAS LAS PLANTAS MEDICINALES

TODAS LAS PLANTAS
MEDICINALES

En el siguiente capítulo se brinda un listado de plantas curativas de uso frecuente. Algunas de ellas las podemos cultivar en casa. Otras se pueden adquirir en dietéticas o herboristerías. Las de uso más cuidadoso se consiguen en farmacias.

La mayoría de ellas se administran en alguna de las formas que hemos descrito anteriormente.

Igualmente, no se debe dejar de tener en cuenta que existen plantas sin contraindicaciones y otras que deben suministrarse con mayor cuidado sin excederse en sus dosis. Por ello, siempre es conveniente buscar el consejo del médico o especialista para asegurarnos que la planta curativa que vamos a ingerir o emplear tenga un efecto positivo en nuestro organismo.

Aquí se brindan muchas plantas con sus principales propiedades; sin embargo, muchas de ellas pueden aplicarse para tratar otros males.

Abedul
Se puede utilizar para contrarrestar determinadas infecciones.

Abeto
Expectorante y antiséptico.

Abrojo
Analgésico, diurético y espasmolítico.

Abrotano hembra
Recomendada para digestiones lentas y gases intestinales.

Acanto
Posee propiedades emolientes. Está indicado para diarreas, bronquitis y catarros.

Acebo
Sus hojas se utilizan en reumatismo, fiebre y gripe. Su fruto, como purgante.

Acedera
Se la considera sobre todo aperitiva y diurética.

Acelga
Puede ser utilizada para relajar el vientre.

Achicoria
Tiene acción antibiótica y puede utilizarse como diurético.

Aciano
Está indicada en cualquier problema ocular como conjuntivitis o blefaritis.

Adormidera
Analgésico.

Agrimonia
Antiinflamatorio.

Agripalma
Sedante y antiarrítmico en taquicardias y palpitaciones.

Ajedrea

Indicado en inapetencia y espasmos gastrointestinales.

Ajedrea blanca

Alivia dolores de estómago.

Ajedrea fina

Antiséptica con propiedades tonificantes, aperitivas y digestivas.

Ajenjo

Antiespasmódico ginecológico.

Ajenjo marino

Cicatrizante.

Ajenuz

Se ha empleado como excitante, pero también para eliminar manchas sobre la piel. Además, como analgésico odontológico en el enjuague bucal.

Ajo

Se emplea como diurético y antiséptico, entre otras muchas posibilidades.

Álamo negro

Actúa contra los catarros de las vías respiratorias.

Alazor

Laxante o purgante, pero también se emplea para rebajar el exceso de colesterol en sangre.

Albahaca

Posee propiedades aperitivas, digestivas y ligeramente sedantes.

Albaricoquero

Puede usarse como laxante. Su jugo sobre la piel actúa como un magnífico tónico.

Alcachofa

Se indica para anorexia, dispepsias, hepatitis y estreñimiento.

Alcanforero

Está incluido en fórmulas magistrales y preparados comerciales por su efecto descongestivo y su acción en el tratamiento de las afecciones de las vías respiratorias altas.

Alcaparra
Estimulante de la orina.

Alcaravea
Digestiones lentas y espasmos gastrointestinales.

Algarrobo
Antidiarreico y laxante.

Alholva
Tónico digestivo y laxante.

Alhucema
Estimulante y antiespasmódico.

Aliaria
Estimulante.

Alisma
Antiinflamatorio.

Aliso
Antirreumático.

Almendro
Cicatrizante.

Almez
Antihemorrágico.

Almizclera
Cicatrizante y diurético.

Áloe
Laxante.

Alquequenje
Diurético.

Alquimila Alpina
Antiinflamatorio.

Alquimila arvense

Tónico.

Alsine

Expectorante.

Amapola

Sedante.

Anagálide acuática

Aperitivo.

Androsemo

Aperitivo.

Angélica

Antiinflamatorio.

Anís

Diurético.

Apio
Aperitivo.

Arándano
Indicado en varices, hemorroides y edemas por insuficiencia venosa. Astringente y antiinflamatorio.

Arenaria roja
Favorece el buen funcionamiento de las vías urinarias.

Arraclán
Laxante.

Arrayán
Astringente.

Arroz
Antidiarreico.

Aspérula olorosa
Digestivo y diurético.

Avellano

Antiedematoso.

Avena

Posee sales minerales y está indicada para procesos de convale-cencias.

Azafrán

Aperitivo.

Azucena

Diurético.

Azufaifo

Vitamínico.

Bálsamo
Cicatrizante.

Belladona
Poseen acciones broncodilatadoras, vasoconstrictoras que disminuyen las secreciones salivares, gástricas y nasales.

Berro
Vitamínico.

Berza
Antiescorbútico. Vulnerario. Cicatrizante.

Berza marina
Cicatrizante.

Betónica
S puede administrar en casos de insomnio, espasmos gastrointestinales y para bajar la fiebre en procesos infecciosos.

Biengranada
Anticatarral.

Bistorta
Posee vitamina C, azúcares, almidón, ácido gálico y ácido oxálico, por lo que se emplea como tónico general o reconstituyente.

Biznaga
Antibiótico.

Boj
Laxante.

Borraja
Antiinflamatorio.

Brecina
Antidiarreico.

C

Cacahuete
Además de ser nutritivo y dietético, se considera idóneo para combatir cólicos hepáticos y nefríticos, así como determinadas inflamaciones intestinales.

Cachurera menor
Diurético.

Camarina
Remineralizante.

Cambronera
Antiespasmódico.

Camedrio
Estimulante.

Caña de azúcar
Edulcorante y nutritivo.

Candilera
Cicatrizante.

Canela
Se ha utilizado para combatir la anemia y estados de debilidad y cansancio.

También cura dolores de estómago.

Cantueso
Digestiones lentas.

Capuchina
Aperitivo.

Cardencha
Diurético.

Cardo
Hepatoprotector.

Cariofilada
Astringente.

Carlina angélica

El óxido de carlina, que contiene en su raíz, tiene propiedades antibióticas.

Carra

Purgante.

Castaño

Antirreumático.

Castañuela

Astringente. Antidiarreico. Nutritivo.

Cebada

Sus enzimas cumplen una función digestiva. Es también diurético.

Cebolla

Antiinflamatorio.

Cenizo

Laxante.

Centaura menor
Diurético.

Centinodia
Remineralizante.

Cerezo
Diurético.

Cerraja
El jugo de esta planta es un buen remedio contra los dolores de estómago.

Cincoenrama
Astringente.

Cinoglosa
Antidiarreico.

Ciprés
Antirreumático y estimulante.
También posee taninos catéquicos, por lo que se emplea para

curar varices y hemorroides.

Ciruelo

Vitamínico.

Clavo

Cicatrizante.

Clematitide

Antirreumático.

Clinopodio

Digestivo.

Coclearia

Antiinflamatorio.

Colicosa

Digestivo.

Cólquico

Antiinflamatorio.

Comino
Aperitivo.

Consuelda
Cicatrizante.

Coris
Cicatrizante.

Cornejo
Analgésico.

Correhuela
Laxante.

Cuernecillo
Sedante.

Culantrillo de pozo
Emoliente.

Culantro

Antiinflamatorio.

D

Dentaria
Cicatrizante.

Diente de León
Laxante.

Dondiego de noche
Purgante.

Doradilla
Diurético.

Draba
Antiinflamatorio.

Drosera
Antibacteriano.

Dulcamara

Se aplica contra la artritis y la obesidad.

E

Empeine
Se aplica como remedio para bajar inflamaciones y cortar hemorragias.

Endrino
Diurético.

Enebro
Se le atribuyen propiedades antisépticas e hipoglucemiantes.

Eneldo
Se emplea como diurético moderado, utilizado en casos leves de edemas, retenciones de líquidos y alteraciones de tensión arterial.

Epítimo
Laxante.

Equiseto mayor
Es una planta conocida por sus efectos como diurético.

Equiseto menor
Sus componentes le proporcionan propiedades hemostáticas y cicatrizantes de úlceras y heridas.

Eringio marítimo
Diurético.

Erisimo
Balsámico.

Escorodonia
Digestivo.

Escorzonera
Antirreumático.

Escrofularia
Antiinflamatorio.

Esparraguera
Diurético y laxante suave.

Espino Albar

Puede compensar los desequilibrios del sistema neurovegetativo. Es recomendada contra la arteriosclerosis, insuficiencias cardíacas leves y anginas de pecho.

Espino cerval

Laxante.

Espliego

Se emplea como sedante y cicatrizante.

Estragón

Se emplea como aperitivo en inapetencias y como antihelmíntico para erradicar parásitos intestinales. También se aplica en casos de reuma.

Estramonio

Disminuye las secreciones glandulares y dilata los bronquios.

Eucalipto

Antiséptico.

Eufrasia

Antiinflamatorio.

Eupatorio

Digestivo.

F

Filipéndula

Se utiliza en síntomas relacionados con resfriados, gripes y fiebre.

Frambueso

Diurético.

Fresa

Antidiarréico. También es astringente y posee una cierta acción hemostática.

Fresno

Diurético. También, posee propiedades que se emplean en casos de reumatismo, crisis de gota y varices.

Fumaria

Sus componentes confieren acción antihistamínica, antiasmática, antiinflamatoria y antiserotonínica. Además posee sales potásicas que le dan acción como diurético y depurativo.

G

Galega
Favorece la producción de secreción láctea en la madre.

Galio
Diurético.

Gatuña
Se emplea habitualmente como salurético, al eliminar iones de sodio y cloro a través de la orina. Su empleo como diurético resulta especialmente apropiado en casos de cistitis.

Gayuba
Antiséptico urinario.

Genciana
Digestivo.

Ginkgo
Vasodilatador.

Ginseng
Se utiliza contra la fatiga física y en personas de la tercera edad, mejorando su estado de ánimo. Antiestresante.

Girasol
Se emplea en dietas indicadas en personas con un alto nivel de colesterol en sangre. Sus semillas poseen cierto valor nutricional.

Glaucio
Antiverrugas.

Globularia menor
Tiene propiedades depurativas y cardiotónicas.

Gordolobo
Antiinflamatorio.

Graciola
Purgante.

Grama
Diurético.

Grama de las boticas
Como diurético se recomienda su empleo en reumatismo.

Granado
Antidiarreico.

Grasilla
Sus propiedades la hacen efectiva para combatir el asma bronquial, así como alergias y la tos convulsiva.

Grosellero
Diurético.

Guija tuberosa
Astringente.

Guillomo
Hipotensor.

H

Hamamelis

Se emplean sobre todo en trastornos de la circulación venosa, como pueden ser varices, hemorroides y flebitis.

Harpago

Antiinflamatorio.

Haya

Antiséptico.

Helenio

Diurético.

Hepática

Antiinflamatorio.

Herniaria

Diurético.

Hiedra terrestre
Está indicada en catarros, faringitis, bronquitis, heridas y forúnculos.

Hierba callera
Cicatrizante.

Hierba de la esquinancia
Diurético. Antiséptico. Antiinflamatorio.

Hierba de Santa María
Colerético.

Hierba mora
Analgésico.

Hierbabuena
Digestivo.

Higuera
Es un remedio indicado en estreñimiento, catarros, faringitis e irritaciones gastrointestinales.

Hinojo

Posee propiedades antiinflamatorias para uso externo.

Hipérico

Cicatrizante.

I

Imperatoria

Diurético. Se indica también para problemas digestivos.

Iva

Cicatrizante.

J

Jaborandi
Es utilizada en oftalmología.

Jara
Se recomienda en gastritis, úlceras duodenales y otras enfermedades del aparato digestivo.

L

Laminaria
Estimula el metabolismo.

Lampazo mayor
Antibacteriano.

Lampazo menor
Antibiótico.

Laurel
Se recomienda en la alimentación de personas inapetentes. Antiséptico.

Lauréola
Laxante.

Lentibularia
Cicatrizante.

Lentisco

Se usa para fortificar las encías y perfumar el aliento. También, para fortificar los dientes y encías.

Lepidio

Antiinflamatorio.

Licopodio

Su acción emoliente ayuda a mejorar las afecciones dérmicas.

Limonero

Tiene múltiples aplicaciones por su alto poder en vitaminas. La esencia es antiséptica, carminativa y diurética. También tiene un efecto hemostático y protector de la mucosa gastrointestinal. Externamente se lo utiliza como antiséptico, cicatrizante e hidratante.

Lino

Como aceite posee propiedades lubricantes. También es un buen antiséptico y ejerce acciones similares a la vitamina F, muy útil en eczemas, contusiones, forúnculos y abscesos.

Lirio

Expectorante.

Luisa

Para digestiones difíciles.

Lúpulo

Se puede emplear como analgésico, aplicada por vía tópica sobre zonas afectadas por problemas reumáticos.

M

Madroño

Actúa en las vías urinarias. Tiene propiedades astringentes y antisépticas.

Maíz

Tiene muchas propiedades curativas comprobadas. Entre ellas:
diuréticas, hipotensoras, epitelizante, emoliente, astringente y hipoglucemiante.

Posee sales de potasio, se emplea en pequeñas heridas para
curarlas y en dietas hipolipemiantes para bajar el colesterol, ya que
contiene ácidos grasos poliinsaturados.

Malva

Tiene también vitaminas A, B1, B2 y C.

Es emoliente y balsámica, por ello se emplea en catarros, bronquitis, faringitis, asma, procesos gripales y estomatitis.

Malvavisco

Posee propiedades emolientes, antiinflamatorias, laxantes y antitusivas.

Se emplea en cuadros de irritaciones de mucosas, digestivas y
respiratorias, gastritis, enteritis, úlcera gastroduodenal, estomatitis,

resfriados y bronquitis.

Es buen laxante suave, en casos de estreñimiento. También es un buen emoliente indicado para abscesos y forúnculos.

Mandarina

Sus flores y la cáscara de sus frutos tienen acción sedante.

Las hojas se emplean como tónico y aperitivo, con cierta acción eupéptica.

Aporta gran cantidad de vitamina C.

Manzanilla

Es una planta aperitiva, digestiva y colerética.

Es una de las plantas más tradicionalmente usada con fines curativos y se le han comprobado muchas propiedades. Entre ellas: antiinflamatoria, antimicrobiana, carminativa, espasmolítica, antiulcerosa y sedante.

Se emplea ante cualquier malestar digestivo, sin ningún tipo de contraindicaciones.

Se utiliza en preparados para calmar los ojos irritados y cansados por el viento o el sol.

Se indica especialmente en: gastritis, úlcera gastroduodenal, espasmos gastrointestinales, náuseas, vómitos, digestiones lentas, meteorismos, nerviosismo e insomnio de los niños.

Manzanilla real

Cuenta, entre otras, con propiedades antiinflamatorias, antimicrobianas, carminativas y espasmolíticas. Está indicada en aquellos problemas relacionados con el aparato digestivo, como: gastritis, úlcera, colitis, espasmos gastrointestinales, digestiones lentas y meteorismo.

Manzanilla romana
Se usa con fines antiinflamatorios y digestivos

Manzano
Es una planta con amplias propiedades nutritivas.
Es un buen laxante suave. Vulneraria. Antiflogística.

Maravilla
Se emplea como emenagogo, antiespasmódico, colerético, sudorífico. Tiene propiedades antiinflamatorias, hipotensoras, antisépticas y cicatrizantes.

Maro
Se emplea en problemas de vías respiratorias y es una planta digestiva. Pero principalmente como diurético y tónico.
Es antiescorbútico, antispasmódico y afrodisíaco. Resulta muy

bueno para los problemas estomacales.

Marrubio

Útil en bronquitis, asma, catarro, obesidad, taquicardias y arritmias cardíacas.

Mastuerzo

Diurético, antiescorbútico y tónico estomacal.

Matacán

Es laxante, pero solo debe usarse bajo recomedación médica.

Matacandil

Adelgazante, reconstituyente y antiescorbútico.

Matricaria

Similar a la manzanilla, pero de sabor menos agradable. Se emplea como digestivo. aperitivo y sedante.

Maya

Recomendada en casos de bronquitis.

De forma externa se aplica en el tratamiento de heridas, llagas y forúnculos.

Mayorana

Tiene propiedades sedantes, espasmolíticas e hipotensoras. Es un muy buen tónico estomacal y carminativo.

Meliloto

Se emplea en casos de trombosis, flebitis, várices y hemorroides.

Membrillero

Es antidiarreico y astringente

Menta

Se emplea como antiséptico, analgésico y digestivo.

Mercurial

Es un excelente laxante. También es buen purgante y diurético.

Mielga (alfalfa)

Aporta calcio, potasio, fósforo, hierro. Contiene isoflavonas, una gran cantidad de vitaminas, siendo la más abundante la vitamina C. También posee carotenos, vitamina K, D y E.

Tiene acción hemostática y antianémica. Actúa como agente estrogénico.

Está indicada en anemias, en hemorragias capilares, nasales, gástricas y en problemas de hemorroides.

Mijo del sol
Se recomienda como diurético, contraceptivo y antiinflamatorio.

Milenrama
Es una planta rica en flavonoides. Se emplea como antiespasmódico.

También tiene propiedades diuréticas, coleréticas, hemostáticas y antipiréticas.

Moral
Es un buen antiinflamatorio, laxante y astringente.

Mostaza blanca
Se recomienda para amenorreas, dismenorreas, neuralgias, afecciones reumáticas y problemas respiratorios.

Mostaza silvestre
Se emplea por sus propiedades diuréticas, antiescorbúticas y hipotensoras.

N

Naranjo amargo

La limonina, uno de sus componentes, le da un efecto tónico, aperitivo y eupéptico.

Posee propiedades antidiarreicas y reductoras del colesterol.

Se indica en casos de anorexia, malestar de estómago, ansiedad, insomnio, tos nerviosa, varices, flebitis, fragilidad capilar y diarreas.

Naranjo dulce

Es sedante, venotónico y laxante.

Nébeda

Se utiliza como anticatarral y expectorante.

Nemorosa

Es un efectivo vesicante, antibacteriano y antitusivo.

Nevadilla

Se utiliza para curar heridas.

Tiene propiedades diuréticas y astringentes.

Nogal

Se recomienda para problemas diarreicos. Externamente sirve para curar heridas.

Se destacan sus propiedades antisépticas, antifúngicas y queratinizantes.

Nopal

Sus flores y frutos tienen una acción astringente, espasmolítica, diurética, vitamínicos y antidiarreicos.

O

Olivo

Está probado su efecto vasodilatador, diurético y antiséptico.

Olmo

Es astringente, antidiarreico y antiinflamatorio.

Ombligo de Venus

Es uno de los primeros diuréticos probados de origen vegetal.

Es refrescante y cicatrizante, por lo que es un buen remedio para curar llagas y heridas.

Orégano

Se indica en problemas de inapetencia, digestiones lentas, espasmos gastrointestinales, tos irritativa, asma, efisema, dolores reumáticos, heridas, úlceras y micosis cutáneas.

Oreja de Judas

Es un buen antibiótico y antiinflamatorio.

Se lo aplica en inflamaciones de la garganta y anginas.

Orno

Es un efectivo laxante suave, purgante y antiinflamatorio.

Ortiga mayor

Su raíz tiene propiedades astringentes.

Se suministra en casos de diarreas y úlceras gastroduodenales.

Por su gran contenido en sales minerales de hierro, calcio, sílice, azufre, potasio y manganeso, actúa como reconstituyente y remineralizante.

Ortiga menor

Se utiliza en quemaduras de primer grado y en urticarias.

Esta comprobado su efecto diurético, astringente y remineralizante.

Ortiga muerta

Posee propiedades depurativas, hipoglucemiantes y antirreumáticas.

Se indica para casos de diarreas, bronquitis, dolores menstruales y otras afecciones ginecológicas.

Oruga

De efectos antiescorbútico, estimulante y diurético.

P

Palmito
Sirve para combatir diarreas. Además es astringente y nutritivo.

Pánace
Se emplea como antiespasmódico y expectorante.

Parietaria
Se destaca por su acción emoliente, colagoga, vulneraria y anti-rreumática.

De forma externa se emplea para quemaduras y contusiones.

Por vía oral cura afecciones de las vías urinarias como cistitis.

Parnasia
Se utiliza como astringente y antidiarreico.

Tambien tiene efectos cicatrizantes.

Patata (papa)
Es uno de los alimentos más conocidos por el hombre.

Es un buen antiácido, por lo que se recomienda en casos de gastritis, úlcera gastroduodenal, o ardor de estómago.

Pensamiento
Se recomienda por su efecto diurético, laxante y antiinflamatorio.

Peonia
Es un eficaz antibiótico y antiinflamatorio.

Perejil
Entre sus componentes hay flavonoides, luteolol, apigenol y sales de potasio, que le brindan acción diurética.

Por su contenido de hierro, calcio, fósforo, magnesio y vitaminas A, B y C; aporta propiedades remineralizantes, tónicas y antianémicas.

Perifollo
Diurético. Aperitivo. Tónico.

Perpetua
Es pectoral, febrífugo, antitusígeno, antiséptico y antiinflamatorio.

Persicaria
Se administra como tópico, resultando eficaz para curar llagas y úlceras dérmicas.

Pie de gato
Antitusivo. Diurético. Colagogo.

Pie de león
Tiene un eficaz efecto antidiarreico, antiinfeccioso y antipirético.

Pie de paloma
Antidiarreico. Astringente. Analgésico.

Pimienta acuática
Sirve para activar la cicatrización de úlceras y llagas. Es hemostático, antiinflamatorio y vulnerario.

Pimiento
Es estimulante del aparato digestivo. Calma dolores musculares y lumbalgias. Se emplea en tratamientos para la caída del cabello.

Pimpinela mayor
Antidiarreico. Astringente. Fuente de vitamina C.

Pimpinela menor
Tiene propiedades astringentes y se emplea en irritaciones de

garganta, heridas, llagas y diarreas.

Piña americana

Tiene virtudes digestivas, diuréticas y antiinflamatorias.

Pinillo

Se destacan sus propiedades antiespasmódicas, diuréticas y antihidrópicas.

Pino albar

Antiséptico. Expectorante. Diurético.

Plátano

Es un fruto nutritivo, remineralizante y antidiarreico. Aporta calcio orgánico, fósforo, hierro, cobre, flúor, yodo y magnesio; elementos indispensables para el cuerpo.

Poleo

Se emplea en afecciones respiratorias.

Polígala rupestre

Es útil como expectorante, diurético y antiinflamatorio.

Poligonato

Es un buen calmante de los dolores intestinales. Tiene funciones analgésicas, diuréticas y antidiarreicas.

Polipodio

Es un buen laxante suave. También se valora su efecto colerético, colagogo y expectorante.

Pulicaria

Funciona como remedio antidiarreico, astringente y vulnerario.

Pulmonaria

Buen cicatrizante y astringente.

Pulmonaria de árbol

Funciona como expectorante, mucolítico y balsámico.

R

Rábano
Es un efectivo hepatoprotector, colerético y antiséptico; que se emplea en colecistitis y colelitiasis.

Rapónchigo
Tiene propiedades astringentes y vulnerarias.

Regaliz
Buen expectorante, usado para ablandar secreciones bronquiales. Funciona como antiinflamatorio y antibacteriano.

Retama negra
Se receta por su efecto antiedematoso, hipertensivo y diurético.

Ricino
Laxante. Purgante. Antihelmíntico.

Rododendro
Son notables sus virtudes antiinflamatorias, antirreumáticas y diuréticas.

Romero

Tiene acción tónica, antiséptica, analgésico y cicatrizante.

Favorece la formación de la bilis y su expulsión. Es muy útil para tratar espasmos gastrointestinales, amenorreas y dismenorreas, a la vez que tiene un leve efecto diurético.

También se usa en casos de alopecia para estimular al cuero cabelludo y favorecer el crecimiento del cabello.

Rosal silvestre

Existen muchos preparados a partir de esta planta que pueden adquirirse en farmacias o herbolarios. Sus principales bondades son los efectos antidiarreicos, antiinflamatorios y cicatrizantes.

Rubia

Esta planta es laxante, purgante y diurética.

Ruda

Funciona como antihemorroidal, antivaricoso y emenagogo.

Rusco

Efectivo venotónico, antiinflamatorio y antiedematoso.

S

Salicaria

Astringente, cicatrizante, antiséptico y hemostático.

Salvia

Se emplea para tratar trastornos gástricos, calambres, timpanitis y diarrea.

Se le asigna una acción antiséptica, eupéptica y antisudoral.

Sanamunda

Es un potente laxante y purgante que normaliza la evacuación del cuerpo.

Sanícula

Se usa en forma de gárgaras o enjuagues para fortificar las encías y curar aftas.

Es astringente, vulneraria y expectorante.

Saponaria

Eficaz diurético. Posee efecto expectorante.

Sauce blanco

Es un probado analgésico, antitérmico y sedante.

Saúco

Laxante. Purgante. Diurético.

Serbal silvestre

Cuenta con propiedades como antidiarreico, astringente y antiinfeccioso.

Serpol

Se puede aplicar en forma de pomadas para afecciones reumáticas o afecciones respiratorias. Es buen aperitivo, antiséptico y balsámico.

Servato

Anticatarral. Diurético. Emenagogo.

Siderítide

Sus efectos medicinales son digestivos, vulnerarios y aperitivos.

Siempreviva mayor

Se aprovecha como diurético, antiséptico y astringente.

T

Tabaco

Es buen relajante de la respiración y estimulante general.
Se aplica en formas de parche para "dejar de fumar".

Taray

Astringente, antidiarreico y cicatrizante.

Té

Es estimulante. La principal utilización que se le da al té es la realización de infusiones. Las mismas sirven para el agotamiento y la fiebre.
Tiene propiedades sudoríficas y diuréticas.

Terebinto

Tiene virtudes astringentes. También se emplea en cuadros de ascitis.

Tilo

Planta con efecto eupéptico, colerético, espasmolítico y antimigrañoso, que se emplea en casos de indigestiones. Es buen sedante, hipotensor y diurético.

Tomatera

Posee vitaminas A, B y C.

Fortalece al organismo frente a infecciones de boca, garganta, nariz y de otras de órganos internos, como la vejiga y los riñones. Estimula las funciones de la digestión.

Tomillo

Antiséptico. Expectorante. Aperitivo

Toronjil

Buen digestivo, sedante y balsámico.

Torvisco

Esta planta está considerada como un purgante muy efectivo.

Trébol

Es un potente anticatarral. Tiene efectos digestivos y diuréticos.

Trigo

Alimento altamente nutritivo. Posee efectos laxantes y antifebriles.

U

Ulmaria
Sus componentes refuerzan la actividad antiinflamatoria, diuréti-ca y uricosúrica.

Uva de gato
Es astringente, refrescante y cicatrizante.

V

Valeriana

Funciona como equilibrador del sistema nervioso, y está especialmente indicada para casos de ansiedad, insomnio, taquicardia, depresión, cefaleas y espasmos gastrointestinales.

Vara de oro

Sus componentes actúan como astringentes y antiinflamatorios en eczemas, heridas o ulceraciones cutáneas.

Con propiedades antisépticas, venotónicas y vasoprotectoras.

Verbena

Ayuda a la sedación, la secreción glandular, y el control de los espasmos.

Estimula los movimientos intestinales, la diuresis y reduce la frecuencia y fuerza del latido cardíaco, además de tener efectos analgésicos y antirreumáticos.

Es una planta indicada para tratar estados de ansiedad, taquicardia, insomnio, migrañas, estreñimiento, gastritis, neuralgias, reumatismos y algunas patologías oculares.

Verdolaga

Laxante y eficaz diurético.

Verónica

Facilita las digestiones difíciles disminuyendo la formación de gases tras las malas digestiones. Es astringente, y favorece la curación de heridas y aftas bucales.

Viborera

Actúa como leve emoliente, diurético y sudorífico.

Vid

Actúa como antihemorroidal, antivaricoso y reconstituyente.

Violeta

Facilita la expectoración. Cuenta con propiedades demulcentes, antitusivas y antiinflamatorias. Es un buen analgésico y antipirético.

Vulneraria

Es cicatrizante, astringente y vulnerario.

Vulvaria

Se utiliza como antihistérico, antiespasmódico y emenagogo. Es efectiva para combatir las enfermedades del útero.

Yezgo

Tiene propiedades para calmar dolores y rebajar hinchazones.

Z

Zanahoria

Tiene un su alto contenido en vitaminas C, B1, B2 y carotenos.

Es una planta remineralizante, diurética, vitamínica, oftálmica, astringente y cicatrizante. También tiene propiedades aperitivas, carminativas, diuréticas y galactógenas.

Aumenta la agudeza visual y la visión nocturna. Se emplea en cosmética como calmante y tonificante de la piel.

Zarza

Contiene azúcar, pectina, inositol, ácido láctico, ácido oxálico y vitamina C, que proporcionan una acción diurética, hemostática e hipoglucemiante.

Se aplica en casos de diabetes, reumatismo, oliguria y hemorroides. También en cuadros de estomatitis, vaginitis, faringitis, gingivitis y neuralgias.

Zarzaparrilla

Se le atribuye la propiedad de reducir las grasas del cuerpo.

Zurrón

Se emplea para calmar y madurar los abscesos. También para reducir el escozor de pies sudorosos y doloridos.